DES INJECTIONS

SOUS-CUTANÉES MASSIVES

DE SÉRUM ARTIFICIEL

DANS LES SEPTICÉMIES

Par

le Dr H. DURET

Ex-chirurgien des Hopitaux de Paris
Professeur de Clinique chirurgicale a la Faculté libre
de Lille

PARIS

IMPRIMERIE CH. GOGUILLE

55, rue Saint-Lazare, 55

—

1896

DES

INJECTIONS SOUS-CUTANÉES

MASSIVES DE SÉRUM ARTIFICIEL

DANS LES SEPTICÉMIES POST-OPÉRATOIRES
DANS LES SEPTICÉMIES PUERPÉRALES, DANS LE CHOC TRAUMATIQUE
LES TOXÉMIES ET LE COLLAPSUS HÉMORRAGIQUE

Par le **Dr H. DURET**

Chirurgien des Hôpitaux de Paris, Professeur de Clinique chirurgicale
à la Faculté Libre de Lille.

---

1. Il n'est pas d'insuccès qui émeuve plus douloureusement le chirurgien, et lui cause un plus grand découragement, que ceux qui surviennent, avec une rapidité souvent foudroyante, les premiers jours qui suivent une opération abdominale, qu'on a qualifiés à tort d'accidents du choc traumatique, *et qui ne sont que des septicémies aiguës.* L'intervention a été, tantôt laborieuse, tantôt relativement simple ; en tout cas, l'acte opératoire a été conduit avec habileté, avec succès, et cependant, la série des symptômes alarmants s'est développée sans rémission : pouls petit, fréquent, s'élevant à 130, 140, puis incalculable ; vomissements muqueux, puis biliaires ; faciès altéré, lèvres pincées, nez froid ; température cependant voisine de la normale, ou un peu diminuée ; urines rares ; ballonnement abdominal à peine perceptible, parfois nul ; agitation et inquiétude morale, algidité des extrémités, et collapsus final, la malade ayant conservé jusque dans ses derniers moments, une entière connaissance, et n'ayant éprouvé qu'un peu d'angoisse et d'étouffement. Tel est le tableau clinique ordinaire de ces septicémies aiguës péritonéales post-opératoires, qui tuent le plus souvent les malades le deuxième ou troisième jour.

Contre ces terribles complications, on n'a pas été sans chercher des remèdes capables de les enrayer ou de les prévenir. Certains chirurgiens, soupçonnant la souillure ou l'infection péritonéale d'en être la cause, ont ouvert une seconde fois l'abdomen et l'ont soumis à des lavages abondants ; on a parfois réussi à sauver ainsi un certain nombre d'opérées.

D'autres ont tamponné à la gaze absorbante les régions opératoires, ou fait le drainage abdominal, ou abdomino-vaginal pour écouler aisément les produits septiques ; nombre de fois, on a prévenu par ce moyen la complication si redoutée. Au congrès gynécologique de Bordeaux, l'année dernière, à la suite de Greig Smith, nous avons montré, par de remarquables exemples, que l'aspiration des liquides sécrétés dans le cul-de-sac postérieur du péritoine, peut, dans certains cas, arrêter l'intoxication. Tous les opérateurs, ont redoublé de précautions, de moyens pour obtenir l'asepsie parfaite des mains, des instruments, des éponges.

Cependant, malgré tous les efforts, des insuccès surviennent encore, soit que l'intervention ait été grave par elle-même, soit par le fait de quelque négligence inexpliquée. Dans ces circonstances, il est encore une ressource, sur laquelle nous désirons appeler un instant l'attention, car elle nous a donné de remarquables succès dans des cas désespérés. Nous voulons parler des *injections massives de sérum physiologique artificiel.*

Depuis quelques années déjà, les opérateurs employaient les injections de sérum, dans le but principal de relever les forces des opérées ; ils injectaient sous la peau, avec des seringues, des sérums artificiels ; mais, *ils les introduisaient en quantité insuffisante.*

Le 18 décembre 1895, à l'occasion d'une communication du Dr Berlin de Nice, qui fit avec succès une injection intra-veineuse de 1,400 grammes, la question des injections massives de sérum fut soulevée à la Société de chirurgie, et plusieurs opérateurs rapportèrent des faits remarquables. Quelques semaines plus tard, le Dr Michaux, sur une statistique de 25 observations de septicémies opératoires, relata cinq succès complets, obtenus *par la voie intra-veineuse.*

Depuis ont paru dans la *Presse Médicale*, divers articles sur ce sujet, entr'autres ceux de Lejars, de Jayle et Delbet, etc...

Nous n'avons pas employé la *voie intra-veineuse*, qui n'est pas sans présenter des difficultés et des dangers. Nous avons injecté le sérum simple *dans les régions sous-cutanées*, et, cependant, sur douze cas divers, nous comptons *dix succès*. Notre statistique comprend : des septicémies post-opératoires, des septicémies puerpérales, des collapsus hémorragiques, etc... La première observation date du mois de juillet 1895.

II. — D'abord, les *septicémies péritonéales post-opératoires.*

Le 27 juillet 1895, chez une malade âgée de 32 ans, nous fîmes une hystérectomie abdomino-vaginale dans les circonstances suivantes. Il s'agissait d'une tumeur molle, en partie kystique, remplissant le bassin et remontant à l'ombilic. Je crus devoir l'opérer par le vagin. La matrice avait déjà été enlevée par morcellement médian, et un ou deux litres de liquide séreux s'étaient écoulés. Je me trouvai en présence de masses végétantes, ayant l'aspect de môles hydatiformes, mais en telle abondance, qu'après en avoir extrait deux à trois poignées, je vis qu'il me serait impossible de débarrasser complétement le bassin par cette voie étroite, la malade étant nullipare. Elle fut mise sur le lit à inclinaison, et la laparatomie ayant été pratiquée, j'enlevai une pleine cuvette de ces débris morbides. L'opération eut, en définitive, une gravité particulière. On établit un tamponnement iodoformé et un gros drainage abdomino-vaginal. La malade eut un choc opératoire très prononcé, se releva un peu dans la nuit à force de soins ; mais, le lendemain, à 8 heures, le facies était très tiré, les vomissements incessants, le ventre ballonné jusqu'à l'ombilic et les extrémités froides ; plus de pouls perceptible au poignet. Je rouvris le ventre, et je fis un lavage très chaud de 8 à 10 litres. Le résultat fut à peu près nul. Vers onze heures, je demandai à M. Fourmeaux, interne du service de médecine, de vouloir bien faire une abondante injection sous-cutanée de sérum physiologique ; je savais qu'il avait imaginé un appareil très simple lui permettant des injections sous-cutanées massives, qu'il employait dans les cas d'urémie. La première injection fut de 850 grammes et dura 14 minutes. La malade sua abondamment; ses respirations devinrent plus profondes, et le pouls redevint perceptible une demi-heure après.

A 4 heures, nouvelle injection de 700 grammes de sérum ; bientôt après le pouls était à 140, avec 28 respirations et une température de 36°8. La nuit, la malade eut des sueurs abondantes et émit quelques centaines de grammes d'une urine légèrement albumineuse.

Le lendemain, à 6 heures du matin, le pouls était encore à 140 et l'état général, quoique meilleur, restait fort grave. Injection de 950 grammes de sérum physiologique. L'effet devint alors manifestement favorable ; le pouls ne fut plus filiforme, mais plein et plus tendu, battant 120 à 124, les respirations amples, les urines abondantes et claires. Les accidents étaient enrayés, et, la malade guérit définitivement. Nous l'avons revue cette année au mois de mars ; elle n'a pas de récidive, est fort engraissée et jouit d'une santé admirable.

Le second succès des injections de sérum contre des accidents de septicémie péritonéale date de juillet 1895 et a été obtenu chez une malade ayant subi l'hystérectomie vaginale par morcellement dans un cas de cancer utérin. Les suites opératoires restèrent favorables pendant deux jours ; mais, le troisième jour, le facies devint péritonéal, le ventre se ballonna, en même temps que survinrent des vomissements fréquents. Le pouls était à 180. On fit deux injections axillaires de sérum, l'une de 800 grammes, et l'autre le lendemain matin, de 900 grammes. Vers midi le pouls était redescendu à 120 ; et à partir de ce moment, les accidents cessèrent. La guérison opératoire fut obtenue.

Le troisième cas de septicémie opératoire qu'il nous a été donné d'observer n'est pas un succès complet pour la méthode sérothérapique. Il s'agissait d'une femme de 40 ans, très épuisée, et souffrant beaucoup, chez laquelle l'abdomen fut ouvert pour une tumeur du volume d'une tête d'enfant, voisine de l'utérus et qu'on avait cru être un fibrome ; c'était un squirrhe du cæcum, ayant accolé fortement l'épiploon formant gâteau et plusieurs anses intestinales. Une d'elles, dans les manœuvres, eut une déchirure d'un centimètre ; l'ouverture fut recousue aussitôt. Le troisième jour après l'intervention, la malade était en pleine septicémie péritonéale : la température à 37°5, le pouls à 180, la respiration à 44. Bref, elle était mourante. On fit une injection de 600 grammes de sérum qui la ranima et releva un instant ses forces ; le pouls tomba à 120, et la respiration à 28 ; mais la nuit fut mauvaise et la mort survint dans la matinée du lendemain.

La quatrième observation est un remarquable exemple d'une résurrection inattendue, dans ces septicémies post-opératoires, plus lentes que les précédentes, où les forces et le cœur des malades semblent tomber en défaillance, et où la mort survient assez vite par affaiblissement progressif. — Une dame, très cachectique, âgée de 63 ans, souffrait depuis deux ans, de violentes douleurs abdominales, et avait eu des métrorragies considérables et fréquentes. On la supposait atteinte de fibrome utérin ; et quelques mois auparavant, un spécialiste l'avait traitée pendant six semaines par l'électrolyse intra-utérine. Quand nous la vîmes pour la première fois, le 3 février 1896, elle était dans un état d'épuisement très prononcé : facies terreux, maux de tête constants, vomissements très fréquents des aliments et des liquides, crises très douloureuses dans le bas-ventre, albumine dans les urines, œdème très considérable de tout le membre inférieur gauche et de la paroi abdominale ; telles étaient les symptômes généraux graves que je constatai d'abord. L'exploration physique nous révéla un gros utérus dont le fonds paraissait contenir un fibrome, et à sa gauche, une tumeur du volume des deux poings, qui nous parut être constituée par une annexite avec adhérences étendues. Sur les instances de la malade, qui souffrait énormément, et de son entourage, l'opération fut faite au dispensaire de Saint-Raphaël, le 12 février ; nous essayâmes d'abord l'hystérectomie vaginale, mais la malade était très grasse, la vulve très étroite ; l'utérus fixé très haut ne subissait aucun abaissement par les tractions ; nous dûmes y renoncer, et après avoir incisé les culs-de-sac et lié les utérines, nous fîmes, le cas ayant été prévu, la laparotomie. On enleva par l'abdomen l'utérus et son fibrome gros comme une orange, un hydrosalpinx du volume des deux poings, et du côté opposé un pyosalpinx large de deux doigts.

On fit le drainage abdomino-vaginal, et on tamponna à la gaze iodoformée par le vagin ; en outre un tube de verre de Greig Smith plongeait dans le bassin. L'opération très laborieuse, avait duré plus de deux heures et demie. Malgré la gravité de l'intervention, son âge et son état cachectiques, la malade se releva assez bien du choc opératoire. C'est seulement le quatrième jour que survinrent des symptômes alarmants. Peu à peu apparurent des phénomènes septicémiques caractérisés par l'élévation de la température, un pouls petit, rapide, *intermittent*, à 150-160, un état de subdélirium des plus prononcés ; la peau était sèche, la langue rôtie, la soif vive, les yeux ternes avec inégalité pupillaire : il y eut à peine 2 à 300 grammes d'urine très foncée. Nous enlevâmes la gaze iodoformée du vagin et fîmes une injection de sublimé par le vagin et le drain abdomino-vaginal.

Mais l'état général ne fut que peu amélioré. Le matin du 17, les battements du cœur sont très affaiblis avec des intermittences de longue durée ; vers midi, on fait une injection de 600 grammes de sérum physiologique (eau salée) dans le tissu cellulaire de l'aisselle droite. Sous cette influence, l'état général excité remonte : la sécrétion urinaire devient plus abondante, et les fonctions se rétablissent assez bien. Mais les jours suivants, le délire, l'agitation persistent et, bientôt l'état paraît *désespéré*. Cependant il n'y a pas de ballonnement du ventre, qui, d'ailleurs est recouvert de glace. Dans la nuit, qui a été très mauvaise, on vient nous chercher ; la malade n'a plus de pouls, les extrémités sont algides, les mouvements respiratoires superficiels, les battements du cœur très faibles avec de longues intermittences ; nous croyons tous que le malade va entrer en agonie et mourir. Nous faisons, cependant, un nouveau pansement et des lavages au sublimé, et, le matin, malgré l'opposition de l'entourage qui veut qu'on laisse le malade mourir tranquillement, on tente une injection de

750 gr. de sérum physiologique dans le tissu cellulaire de l'aisselle gauche.

L'amélioration est peu prononcée, et c'est seulement après une deuxième injection de 600 grammes, faite vers trois heures de l'après-midi, que l'espoir renaît un peu. La langue devient plus humide; il y a quelques sueurs et des urines plus abondantes. Le pouls plus plein est à 130. Un instant, nous avions songé à faire une injection intra-veineuse, mais celle-ci n'aurait pas été sans danger chez une personne dont le cœur était très affaibli et surchargé de graisse.

Le soir, à neuf heures, troisième injection de 500 grammes de sérum dans le flanc gauche. Pendant la nuit, le délire et les cris sont encore très prononcés; mais le pouls reste bon, assez plein. — Dans la matinée, tous les phénomènes s'amendent : la malade sue beaucoup, boit et urine abondamment; elle est encore très faible, mais il semble que les phénomènes septicémiques s'éteignent. Nous étions au 9e jour après l'opération. — Les jours suivants, l'amélioration devient progressive, quoique lente; le délire disparaît même la nuit, et les forces reviennent un peu. L'œdème du membre inférieur gauche, qui était si considérable, se limite d'abord au-dessus du genou, puis à la jambe et au pied, et après trois semaines, disparaît complètement. Au commencement de la quatrième semaine, la malade quitte le lit. Elle est retournée chez elle complètement guérie.

Dans cette remarquable observation, il s'est agit d'une septicémie lente et tardive, contre laquelle les injections répétées de sérum physiologique, *à doses massives* dans *le tissu cellulaire*, ont été un remède efficace.

III. — Nous rapprocherons des heureux effets du sérum à dose massive dans les septicémies post-opératoires, leur action également très bienfaisante, chez les malades très affaiblis, en état de *choc traumatique* violent, par suite de la gravité de l'acte opératoire. L'exemple suivant le prouve.

Chez un homme de cinquante ans, en état de misère physiologique très accentuée, nous dûmes pratiquer, au commencement de cette année, la désarticulation de la hanche, pour un ostéosarcome occupant la région trochantérienne, ayant déterminé une fracture spontanée. La tumeur avait le volume d'une tête d'enfant de quatre ans. L'opération fut exécutée assez rapidement et sans perte de sang. Mais nous dûmes exciser toutes les parties molles des régions fessières, qui étaient compromises, de telle sorte que la partie externe du lambeau était réduite à la peau seule. Immédiatement après l'opération, étant encore sous l'influence du chloroforme, le malade avait un pouls petit, mais régulier, à 112 environ. Dans la soirée, vers cinq heures, le pouls devint subitement filiforme, battant 150. Il y avait des intermittences cardiaques. On lui injecta 500 grammes de sérum artificiel : la durée de l'injection fut de quatorze minutes. Sous cette influence, la tension sanguine se relève, et à huit heures le pouls est à 104, à onze heures à 80. Il retombe un peu dans la nuit : on lui fait une injection de 40 centigrammes de caféine. Le lendemain, l'état est meilleur; il y a 800 grammes d'urine, et le surlendemain 1,200 grammes.

Enfin, l'opéré paraît définitivement hors de danger. Et, en effet, les jours suivants, malgré un peu de sphacèle du lambeau, les forces se relèvent; la plaie, qui avait été laissée ouverte, bourgeonne assez bien. Malheureusement, vers la troisième semaine survint une pneumonie à laquelle il succomba. Il n'est pas moins évident que, dans ce cas, les injections de sérum ont aidé le malade à franchir heureusement la période de choc traumatique, si dangereuse d'ordinaire dans les graves opérations de désarticulation de la hanche.

IV. — A côté des septicémies post-opératoires chirurgicales, il faut placer les *septicémies puerpérales*, dont l'origine est dans l'infection de la plaie placentaire. Elles sont susceptibles d'être enrayées de la même manière, par les injections de sérum artificiel à doses massives. C'est ce que démontrent très clairement les observations suivantes. Elles ont été recueillies par M. Fourmeaux, notre interne, qui, témoin des bons résultats que nous avions obtenus ensemble dans le premier cas, a appliqué le procédé aux infections puerpérales.

Observation I. — Le 2 octobre 1895, une jeune femme de vingt-cinq ans accouche à terme, après un travail de dix heures. Rétention du chorion et des membranes; le placenta seul est expulsé. Le deuxième jour, frissons, fièvre, vomissements, ballonnement du ventre, lochies sanglantes et fétides ; température 39°,8 : pouls petit, filiforme, incomptable, yeux ternes, nez et lèvres pincées, peau sèche, urines peu abondantes. On considérait la malade comme perdue. Le soir, à six heures, on lui injecte en douze minutes 1 litre 200 grammes de sérum artificiel dans l'aisselle; à huit heures, le pouls est à 160; à neuf heures, 154; à dix heures, 148. Les mouvements respiratoires deviennent plus profonds et des sueurs abondantes surviennent. A onze heures, on injecte encore 1 litre 300 grammes de sérum. A ce moment, le pouls est à 136, la respiration à 24 et la température à 38°,4.

A six heures du matin, l'amélioration ne persiste pas; le pouls est redevenu plus fréquent à 150, la température est remontée à 39°,4. État de délire continu. Troisième injection de sérum, 1 litre 400 grammes. Une nouvelle amélioration se manifeste, mais, vers onze heures du matin, rechute, état général mauvais. Quatrième injection de 1 litre 800 grammes. Dans l'après-midi, il y a de nouveau amélioration et celle-ci se maintient; le pouls est à 108-112, et la température à 38°. On fait cependant une cinquième injection de 1 litre 300 grammes, vers dix heures du soir, et une sixième à minuit. Dès ce moment, la partie est gagnée. Ces lavages successifs du sang ont produit des sueurs profuses, des urines abondantes, et ont permis l'élimination des produits septiques. La malade avait reçu en trois jours 8 litres 200 grammes de sérum artificiel. C'est là un remarquable exemple de guérison de la septicémie puerpérale.

Observation II. — En décembre 1895, M. Fourmeaux obtient un nouveau succès.

Marthe B..., vingt-deux ans, après une excellente grossesse, accouche à terme le 10 décembre d'un garçon en position ordinaire. La sage-femme, trouvant que le placenta sort trop lentement, introduit la main sans prendre la précaution d'un simple lavage et fait la délivrance artificielle. Le lendemain, les lochies sont abondantes; mais le surlendemain, elles diminuent et deviennent fétides. En même temps apparaissent les signes prodromiques d'une infection grave : céphalée, abattement, vomissements, etc., température 39°,8. Le 12 décembre, le médecin consulté pratique le curettage de la matrice, mais ne ramène que peu de débris. Le lendemain 13 décembre, malgré des boissons abondantes, malgré les antithermiques et un purgatif énergique, les symptômes généraux s'aggravent : le faciès est grippé, péritonéal, le pouls est petit, filé à 150, la respiration est difficile, température 39°,5. M. Fourmeaux fait une première injection de 1,400 grammes de sérum, à quatre heures et demie du soir, dans le flanc gauche. La malade sue beaucoup, la langue devient moins sèche et, à huit heures du soir, la température est descendue à 38°,7. Injection de 600 grammes de sérum et lavement froid de 500 grammes. La nuit est agitée et la malade, en état de délire, parle beaucoup.

Le 14 décembre, l'état reste grave, la température à 39°. A huit heures du matin, on injecte 1,000 grammes de sérum, et 1,500 à quatre heures de l'après-midi. A sept heures du soir, violent frisson; la nuit est encore mauvaise.

Le 15 décembre, agitation, délire, diarrhée; à deux heures après midi, injection de 1,800 grammes de sérum, sueurs profuses, langue plus humide, mictions abondantes, diarrhée, température 38°,5 à 38°. Injection de 1,200 grammes de sérum vers huit heures, dans l'aisselle droite.

Le 16 décembre, l'état général devient définitivement meilleur. Le 17, selles abondantes à la suite d'un purgatif. Chose digne de remarque, malgré l'état général grave, la sécrétion mammaire, sous l'influence du sérum, se maintient, et il faut extraire le lait à plusieurs reprises. Actuellement, la jeune femme est nourrice et jouit d'une excellente santé. On lui avait injecté en tout 10 litres 800 grammes de sérum en cinq jours.

Observation III. — Il s'agit d'une femme de vingt-trois ans, ménagère, qui eut, au commencement de mars, un avortement après six semaines de gestation. Trois semaines après, des accidents septiques se manifestent et elle entre dans le service de médecine. Elle avait 41°5. On lui fait un curettage et une injection intra-utérine de 2 litres ; mais la situation reste très menaçante. Dyspnée, pouls très faible à 120, température 39°,5. Peau et langue sèches, yeux ternes, etc. On lui fait le matin, à onze heures, une première injection de sérum de 650 grammes, et à cinq heures, une deuxième de 600 grammes. Ces injections sont répétées au nombre de deux à trois les jours suivants, et c'est seulement le quatrième jour que la malade est définitivement hors de danger. On lui avait injecté en deux jours 4 litres 100 grammes de sérum physiologique.

Observation IV. — Mme X..., vingt-cinq ans, après une troisième grossesse assez pénible, accouche assez facilement d'un enfant mâle, le 25 mars 1896. Les suites de couches sont d'abord favorables et c'est seulement le septième jour, vers deux heures de l'après-midi, qu'elle est prise d'un très violent frisson avec claquement de dents et état général fort grave : la température monte à 41° et le pouls à 160. On lui fait un abondant lavage intra-utérin à l'eau phéniquée à 2 0/0. Le lendemain et le surlendemain, nouveaux frissons très forts à quatre heures et à six heures de l'après-midi. Dans la matinée, la température descend à 38°, mais chaque après-midi elle remonte à 40° et s'y maintient pendant six ou huit heures.

Je suis appelé le neuvième jour ; la malade est en plein état septicémique : pas de ballonnement du ventre, mais pouls petit, faciès plombé, urines rares et chargées (environ 2 à 300 grammes), vomissements et intolérance gastrique, peau sèche et chaude. Frissons tous les soirs et température aux environs de 41°. Les lochies examinées par le Dr Calmette, directeur de l'Institut Pasteur de Lille, fourmillent de streptocoques et sont horriblement fétides. Je pratique le curettage utérin, qui ramène des grumeaux jaunâtres et un liquide trouble grisâtre, à odeur de macération cadavérique ; pas de débris apparents de membranes.

Cautérisation au chlorure de zinc au dixième. La nuit reste très agitée et l'état général grave, quoiqu'un peu amélioré dans la matinée. Je lui injecte avec M. Fourmeaux 600 grammes de sérum salé à 7 gr. 30 $^{00}/_{00}$, dans le tissu cellulaire de l'aisselle droite, qui provoque des sueurs, un peu d'urine, un peu de calme et un sentiment de soulagement. Il n'y a plus de frisson le soir, et, la température ne monte qu'à 39° environ. Nouvelle injection de 700 grammes de sérum salé; en même temps, le Dr Calmette lui injecte 20 centimètres cubes de sérum antistreptococcique. Nuit meilleure, mais fièvre encore ardente. Le lendemain matin, troisième injection de 800 grammes de sérum salé. Nouvelle amélioration, diaphorèse abondante; dans l'après-midi, 10 centimètres cubes de sérum antistreptococcique. Bref, les symptômes s'améliorent rapidement et le treizième jour le pouls et la température étaient normaux, les fonctions s'accomplissaient et la malade était définitivement hors de danger.

Nous pouvons donc conclure de ces quatre observations très démonstratives que les injections de sérum salé sont très puissantes contre les infections puerpérales, comme pour les infections post-opératoires ; mais *elles doivent être abondantes, massives et répétées.* On voit que dans l'une d'elles, on est allé jusqu'à 10 litres 800 grammes en cinq jours. Il faut faire un véritable lavage du sang pour éliminer les produits septiques par le filtre rénal, par les sueurs, et même, quelquefois, par la sécrétion mammaire.

V. — Il est enfin un quatrième état pathologique très grave où l'action de la sérothérapie massive donne des résultats dignes d'être signalés, bien qu'ils soient plus connus. Je veux parler de *l'état de collapsus qui succède aux hémorragies profuses.*

En juillet 1895, chez une femme de 42 ans, qui venait de subir une hystérectomie vaginale pour cancer utérin, une hémorragie profuse se déclare au moment où l'opération était sur le point de se terminer. Nous trouvâmes difficilement le vaisseau qui donnait lieu à l'écoulement de sang: nous n'y réussîmes qu'après plusieurs tentatives. La malade était alors exsangue, sans pouls, avec quelques respirations superficielles. Nous crûmes qu'elle allait mourir. On lui fit une injection de 600 grammes de sérum artificiel dans le creux de l'aisselle, et bientôt, nous vîmes le pouls revenir, la respiration s'établir plus profonde : une demi heure plus tard, elle était hors de danger. On lui fit dans l'après-midi, une seconde injection. Elle a guéri complètement.

Dans un second cas, nous avons été moins heureux. Nous le

citons sommairement cependant; car les effets des injections de sérum ont été manifestes. Une femme âgée de 39 ans avait eu 13 enfants et deux pertes. Son dernier accouchement remontait à 5 mois et avait eu lieu à terme. Elle avait commencé à souffrir dans le bas-ventre pendant les derniers mois de sa grossesse; mais depuis quatre semaines elle avait eu cinq ou six hemorragies très abondantes. L'exploration physique montra un utérus très volumineux qui n'a pas subi la subinvolution et qui remonte à mi-chemin de l'ombilic. Sur les côtés existent deux tumeurs bosselées du volume de deux doigts formées par les trompes distendues. On diagnostique, en l'absence de fièvre, un double hémato salpynx. L'hystérectomie vaginale est pratiquée le 16 janvier 1896. On trouve les trompes distendues par du sang liquide ou en caillots et très épaissies par l'inflammation.

L'opération est exécutée assez aisément, mais l'hémostase présente des difficultés. La malade est très variqueuse; les membres inférieurs, la vulve, le vagin sont sillonnées de veines bosselées et très volumineuses. Les parois du vagin, les ligaments larges, l'utérus sont comme rendus spongieux, caverneux, par la distension du système veineux. Sur les ligaments nous devons appliquer des ligatures nombreuses, quatre de chaque côté, que nous serrons très fortement; sur la tranche vaginale nous lions également cinq ou six grosses veines qui donnent du sang. Nous mettons un soin particulier à l'hémostase et, quand tout est arrêté nous lavons à l'eau très chaude et tamponnons à la gaze iodoformée.

Dans l'après-midi. la malade présente des symptômes d'hémorragie interne : il n'y a aucun écoulement à l'extérieur. Notre chef de clinique enlève le pansement, fait un lavage et s'efforce d'appliquer des pinces à demeure, sur les parties qui semblent donner du sang : il s'agit, en effet du suintement en nappe d'un sang noirâtre, qui est d'origine veineuse. On fait ensuite une injection de 500 grammes de sérum salé. Le pouls se relève et la malade reprend des forces. Dans la soirée je trouve la malade encore affaiblie, mais il n'y a pas eu de nouvelles hémorragies à l'extérieur. J'enlève cependant le pansement et je trouve quelques caillots noirâtres ; après lavage, j'explore les pédicules, je trouve tous les fils en place. Je double les ligatures, et j'en applique de nouvelles ainsi que quelques pinces. Nouvelles injections de 800 grammes de sérum. De nouveau, le pouls se relève, la malade reprend des forces; mais elle reste pâle. Elle succombe dans la matinée du lendemain. Cette femme avait été très affaiblie par les métrorragies antérieures; il est probable que le nombre des hématies était insuffisant et que l'oxygénation du sang n'a pu se faire. C'est ce qui explique, selon nous, que l'injection de

sérum ait été impuissante : elle relevait la tension sanguine
chaque fois ; mais l'anémie persistait et la malade s'est éteinte
peu à peu.

VI. — Toutes les infections, toutes les toxémies peuvent être
traitées avec avantage par la sérothérapie massive, et nous pour-
rions citer spécialement un cas de succès obtenu par M. Fourmeaux, dans un cas d'infection urinaire.

VII. — Si nous récapitulons les cas dans lesquels nous avons
eu recours aux injections de sérum artificiel nous trouvons :
  4 cas de septicémies aiguës post-opératoires ;
  4 cas de septicémies puerpérales ;
  1 cas de choc traumatique grave ;
  2 cas de collapsus hémorragique ;
  1 cas d'infection urinaire, soit au total 12 accidents très graves,
sur lesquels nous avons eu 10 succès.

C'est un résultat bien remarquable, puisqu'il s'agit presque
toujours de situations désespérées, et contre lesquelles on était
jusqu'alors sans moyen de défense. Les injections de sérum
artificiel sont très puissantes dans ces graves circonstances :
elles peuvent être pratiquées *sans danger* et sans *difficultés,
puisqu'elles peuvent être faites dans le tissu cellulaire avec autant
d'efficacité que dans les veines.*

Pour réussir avec quelque certitude, une bonne technique est
indispensable. Les injections avec l'antique seringue ne sont pas
utilisables pour deux raisons principalement : la propulsion du
liquide est toujours plus ou moins brusque ; il y a effondrement,
destructions des éléments et des vaisseaux absorbants. Il en
résulte que l'absorption ne se fait pas ou se fait mal. Une pression
continue, *bien graduée*, permet *seule* la pénétration aisée et
rapide des liquides dans la circulation ; nous mettons en moyenne
10 à 12 minutes pour faire absorber par le tissu cellulaire, 6 à
800 grammes de sérum artificiel.

L'appareil dont nous nous servons est des plus simples et peut
être construit partout en quelques instants. Il a été imaginé par
M. Fourmeaux.

Dans une bouteille ordinaire de la contenance de 7 à 800 gr. ;
on a placé un bouchon de caoutchouc percé de deux orifices, par
ceux-ci passent deux tubes en verre recourbés ; l'un, très long,
pénètre jusqu'au fond du flacon, l'autre très court, s'arrête à un
centimètre au-dessus du bouchon. Lorsque le verre est rempli de
liquide, il suffit de le renverser, le goulot en bas, pour que le

liquide coule par le petit tube. Le grand est garni d'un peu d'ouate aseptique et laisse pénétrer l'air dans le flacon au-dessus du liquide. C'est le vase de Mariotte des chimistes. Un tube en caoutchouc d'un mètre cinquante de longueur est adapté au tube court, et peut être mis en communication avec l'aiguille moyenne de l'appareil Potain.

Celle-ci, enfoncée dans le tissu cellulaire, y porte le liquide, qui y pénètre doucement dès qu'on élève le flacon au-dessus du plan du lit. Peu à peu, au niveau du point injecté, se produit une bosse ou boule d'œdème, qui s'étend et durcit, et qui, si l'on fait une injection de 5 à 600 grammes environ, couvre une surface d'un décimètre carré environ et soulève le tégument de 5 à 6 centimètres au-dessus des plans sous-jacents. Il faut environ 10 à 12 minutes, à un mètre d'élévation, pour que la quantité indiquée ait pénétré. Les régions choisies sont le creux de l'aisselle à droite ou à gauche, les régions rétro-scapulaires, les flancs, les fesses ou la partie externe des cuisses. L'asepsie de la peau a été faite au savon et au sublimé, et tout l'appareil instrumental a été soumis à l'ébullition. Nous nous sommes servis le plus ordinairement du sérum de la composition la plus simple, 7 gr. 30 de sel marin pour 1,000 grammes d'eau. — Certains auteurs sont allés jusqu'à 10 grammes pour 1,000 ; mais nous croyons que cette quantité un peu forte dissout les globules. D'autres ont employé le sérum de Hayem, contenant 6 grammes de sel marin, et 10 grammes de sulfate de soude.

Il ne nous semble pas que le liquide injecté agisse par sa composition ; il suffit que celle-ci ne soit pas nocive pour les éléments figurés, globules et leucocytes. Il vaut donc mieux se maintenir dans les bruits physiologiques de 7 pour 1,000. Sans entrer dans des considérations que ne comporte pas ce travail, il nous semble évident que les injections produisent leur effet salutaire par *action physico-dynamique*. D'une part, elles élèvent la tension du milieu sanguin à un taux suffisant pour rappeler ou exciter les contractions cardiaques ; c'est un simple effet dynamique. On sait que lorsque la tension du système sanguin est trop peu élevée, les contractions du cœur deviennent de plus en plus faibles jusqu'à un arrêt complet. Dans les collapsus hémorragiques, c'est uniquement en relevant la tension, en donnant en quelque sorte, un appui aux contractions cardiaques, que les injections du liquide salé, rappellent à la vie. Les trois observations relatées par Jayle dans la *Presse médicale* (4 janv. 1896), sont très démonstratives à cet égard ; il a pu ranimer des opérés exsangues, qui depuis plus d'un quart d'heure n'avaient ni mouvements respiratoires, ni battements du cœur.

D'autre part, les liquides salés introduits dans le milieu sanguin le diluent, l'étendent, lavent, en quelque sorte, les éléments figurés qu'il contient, les conduits dans lesquels ils circulent, et bientôt éliminés par les émonctoires (reins, glandes sudoripares, glandes mammaires, etc.), et les muqueuses, ils entraînent avec eux les agents nuisibles, toxines et microbes, qui y sont contenus. C'est ainsi qu'on peut s'expliquer les heureux résultats obtenus dans les septicémies post-opératoires, dans les septicémies puerpérales, et dans les diverses infections et toxémies.

VIII. — Comme conclusion, nous dirons que les injections massives de sérum artificiel ont été employées dans les circonstances suivantes :

a) Pour collapsus hémorragiques :

1º Après traumatismes accidentels; plaies graves, écrasements des membres (Lejars, un succès).

2º Après hémorragies puerpérales (Jayle, insuccès).

3º Après hémorragies opératoires (hystérectomie pour fibromes (Jayle, un insuccès) — pour cancer (Fourmeaux et Durel, un succès) — pour lésions des annexes (Durel, un insuccès).

b) Contre les chocs traumatiques graves. (Un cas de désarticulation de la hanche. — Durel, un succès).

c) Dans les septicémies post-opératoires :

Opérations abdominales et hystérectomies. (Michaud, 25 cas d'injections intra-veineuses, 5 succès). — Monod 7 cas, 3 succès. — Routier un cas, insuccès. — Peyrot un cas, un succès. — Jayle. — Pyosalpyngites, 2 insuccès. — Durel 4 cas, 3 succès.

d) Dans les septicémies puerpérales (Fourmeaux et Durel 4 cas, 4 succès).

e) Dans les septicémies d'origine diverses :

1º Lejars. — Un cas de rupture de l'intestin par coup de pied dans le ventre, laparotomie ; matières répandues dans le péritoine; septicémie consécutive; injection de 26 litres de sérum en 5 jours ; guérison).

2º Lejars. — Perforation intestinale chez un typhique, un insuccès).

3º Delbet. — Injections intra-veineuses pour septicémie consécutive à une lymphangite et un érysipèle, un succès. — Infection générale consécutive à une angine, un succès.

f) Enfin la méthode des injections de sérum, a été employée dans les états urémiques succédant, soit à une infection urineuse (Fourmeaux un cas, un succès), soit à l'albuminurie. (Delbet, un succès) et dans diverses toxémies.

Cette simple énumération des essais des injections de sérum, soit par la voie veineuse, soit par la voie sous-cutanée, montre d'une façon évidente son efficacité dans de nombreux cas désespérés. Elle permet d'arracher à la mort nombre de malades, contre l'état grave, desquels on se considérait jadis comme impuissant.

Nous devons ajouter, en terminant, que des deux voies adoptées, la voie intra-veineuse est souvent difficile, surtout chez les personnes grasses (on découvre péniblement la veine) ; la voie sous-cutanée est sans danger, et, par nos 10 succès, nous pensons avoir montré qu'elle est réellement efficace, pourvu qu'on l'utilise en temps opportun, avec insistance, à l'aide d'une technique facile, analogue à celle que nous avons indiquée.

Paris-Colombes. — Imp. Ch. GOGUILLE, 55, rue Saint-Lazare.